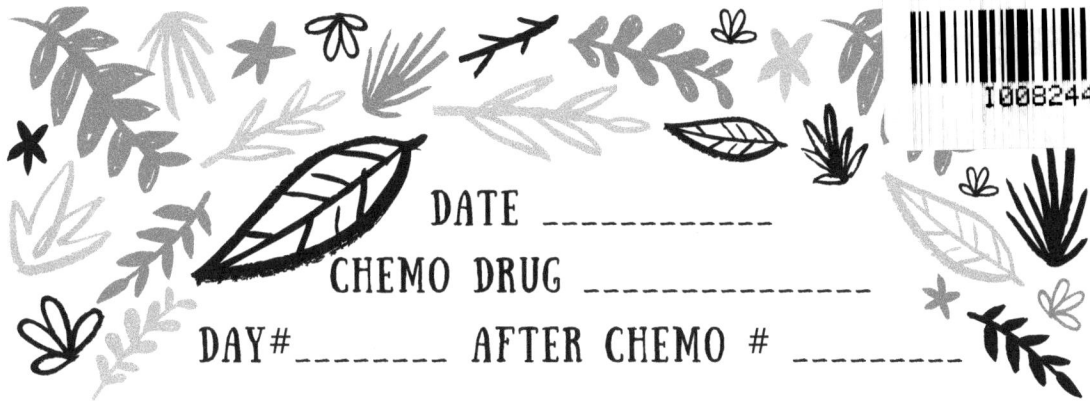

DATE _____

CHEMO DRUG _____

DAY# _____ AFTER CHEMO # _____

TODAY I FEEL

_____
_____
_____
_____

EXERCISE   **FOOD & DRINK**   **SLEEP**

☐ ☐ ☐   ☐ ☐ ☐   ☐ ☐ ☐

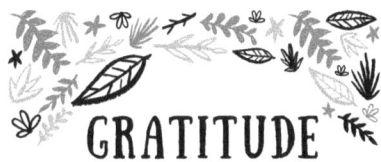

GRATITUDE

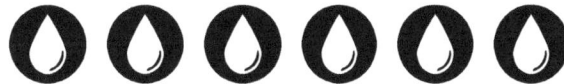

NOTES

_____
_____
_____
_____
_____
_____
_____
_____
_____
_____

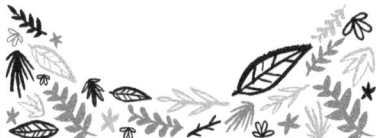

TODAY'S MEDICATION

TIME	MEDICATION	DOSAGE	REACTIONS

DEDICATION

This THE CHEMO MADE ME DO IT Chemo Journal is dedicated to all the overwhelmed cancer patients and families out there who are looking to make their journey just a little bit smoother. We know that staying organized and writing out your thoughts and feelings during this time is essential.

YOU are my inspiration for producing this funny "THE CHEMO MADE ME DO IT" Journal and I'm honored to be a part of keeping all of your essential medical information, experiences, and notes organized all in one easy to find spot. We're honored and glad if we help make your day easier in any way!

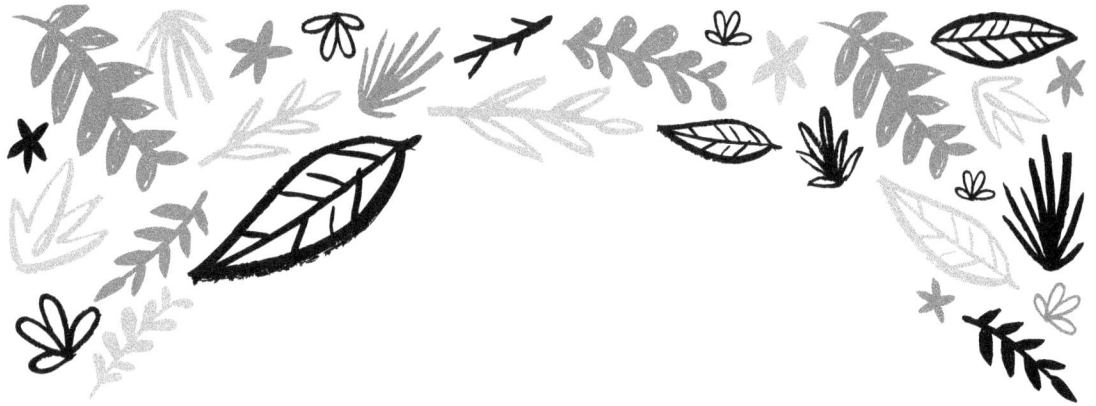

THIS JOURNAL BELONGS TO

_____

_____

_____

_____

DATE _____

CHEMO DRUG _____

DAY# _____ AFTER CHEMO # _____

TODAY I FEEL

_____
_____
_____
_____

EXERCISE

☐
☐
☐

FOOD & DRINK

☐
☐
☐

SLEEP

☐
☐
☐

GRATITUDE

NOTES

_____
_____
_____
_____
_____
_____
_____
_____
_____
_____

TODAY'S MEDICATION

TIME	MEDICATION	DOSAGE	REACTIONS

DATE _____

CHEMO DRUG _____

DAY# _____ AFTER CHEMO # _____

TODAY I FEEL

_____
_____
_____
_____

EXERCISE **FOOD & DRINK** **SLEEP**

☐ ☐ ☐

☐ ☐ ☐

☐ ☐ ☐

GRATITUDE

NOTES

_____
_____
_____
_____
_____
_____
_____
_____
_____
_____
_____

TODAY'S MEDICATION

TIME	MEDICATION	DOSAGE	REACTIONS

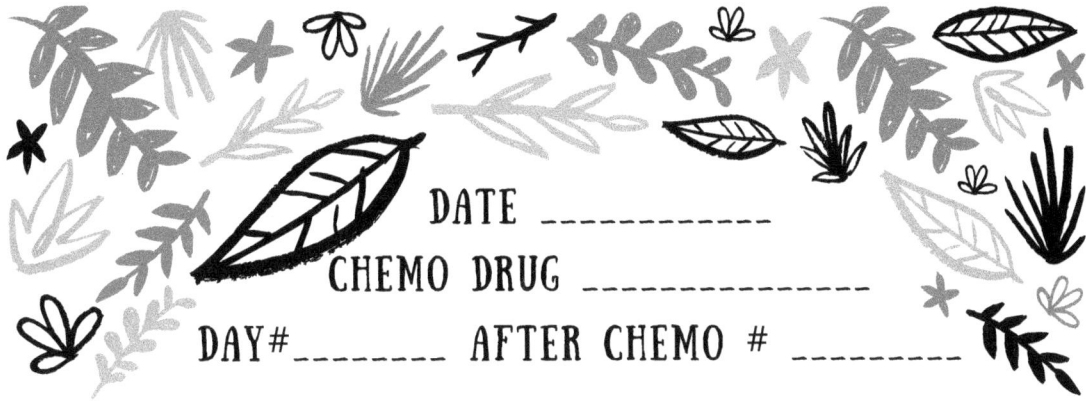

DATE _____

CHEMO DRUG _____

DAY# _____ AFTER CHEMO # _____

TODAY I FEEL

_____

_____

_____

_____

EXERCISE **FOOD & DRINK** **SLEEP**

☐ ☐ ☐

☐ ☐ ☐

☐ ☐ ☐

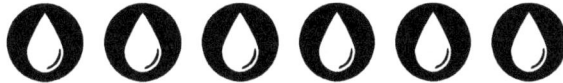

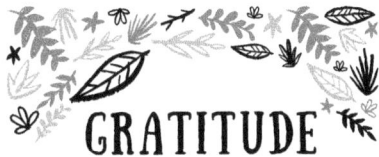

GRATITUDE

NOTES

_____

_____

_____

_____

_____

_____

_____

_____

_____

_____

_____

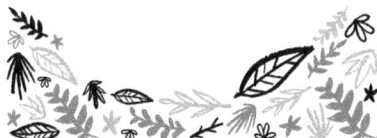

TODAY'S MEDICATION

TIME	MEDICATION	DOSAGE	REACTIONS

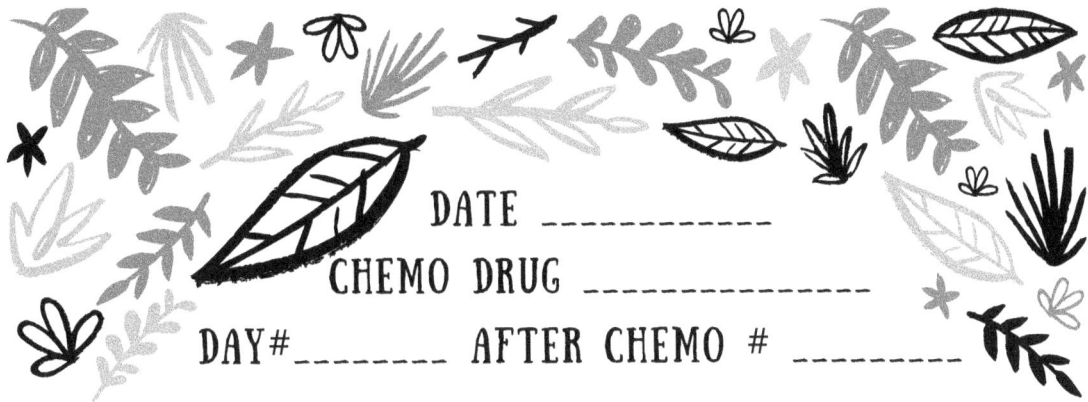

DATE _____

CHEMO DRUG _____

DAY# _____ AFTER CHEMO # _____

TODAY I FEEL

_____

_____

_____

_____

EXERCISE   **FOOD & DRINK**   **SLEEP**

☐   ☐   ☐

☐   ☐   ☐

☐   ☐   ☐

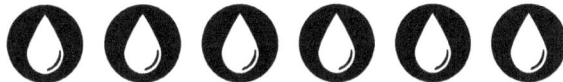

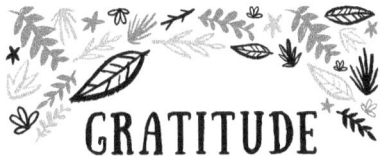

GRATITUDE

NOTES

_____

_____

_____

_____

_____

_____

_____

_____

_____

_____

_____

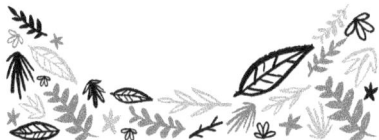

TODAY'S MEDICATION

TIME	MEDICATION	DOSAGE	REACTIONS

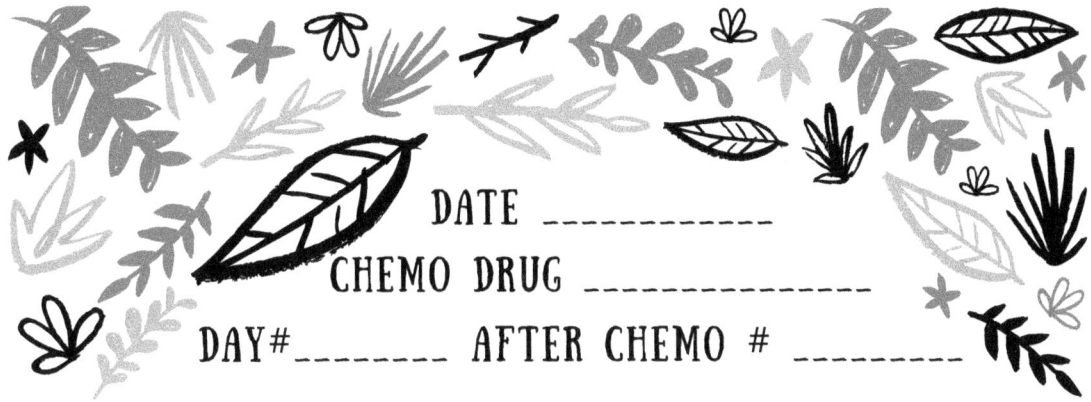

DATE _____

CHEMO DRUG _____

DAY# _____ AFTER CHEMO # _____

TODAY I FEEL

_____

_____

_____

_____

EXERCISE **FOOD & DRINK** **SLEEP**

☐ ☐ ☐

☐ ☐ ☐

☐ ☐ ☐

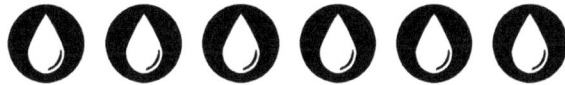

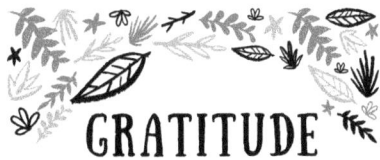

GRATITUDE

NOTES

_____

_____

_____

_____

_____

_____

_____

_____

_____

_____

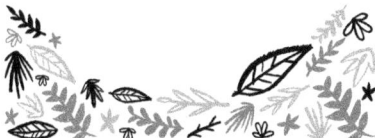

TODAY'S MEDICATION

TIME	MEDICATION	DOSAGE	REACTIONS

DATE _____

CHEMO DRUG _____

DAY# _____ AFTER CHEMO # _____

TODAY I FEEL

_____
_____
_____
_____

EXERCISE   **FOOD & DRINK**   **SLEEP**

☐   ☐   ☐

☐   ☐   ☐

☐   ☐   ☐

GRATITUDE   ## NOTES

_____
_____
_____
_____
_____
_____
_____
_____
_____
_____
_____

TODAY'S MEDICATION

TIME	MEDICATION	DOSAGE	REACTIONS

DATE _____

CHEMO DRUG _____

DAY# _____ AFTER CHEMO # _____

TODAY I FEEL

_____
_____
_____
_____

EXERCISE   **FOOD & DRINK**   **SLEEP**

☐   ☐   ☐

☐   ☐   ☐

☐   ☐   ☐

GRATITUDE

NOTES

_____
_____
_____
_____
_____
_____
_____
_____
_____
_____
_____

TODAY'S MEDICATION

TIME	MEDICATION	DOSAGE	REACTIONS

DATE _____

CHEMO DRUG _____

DAY# _____ AFTER CHEMO # _____

TODAY I FEEL

_____
_____
_____
_____

EXERCISE **FOOD & DRINK** **SLEEP**

☐ ☐ ☐

☐ ☐ ☐

☐ ☐ ☐

GRATITUDE

NOTES

_____
_____
_____
_____
_____
_____
_____
_____
_____
_____

TODAY'S MEDICATION

TIME	MEDICATION	DOSAGE	REACTIONS

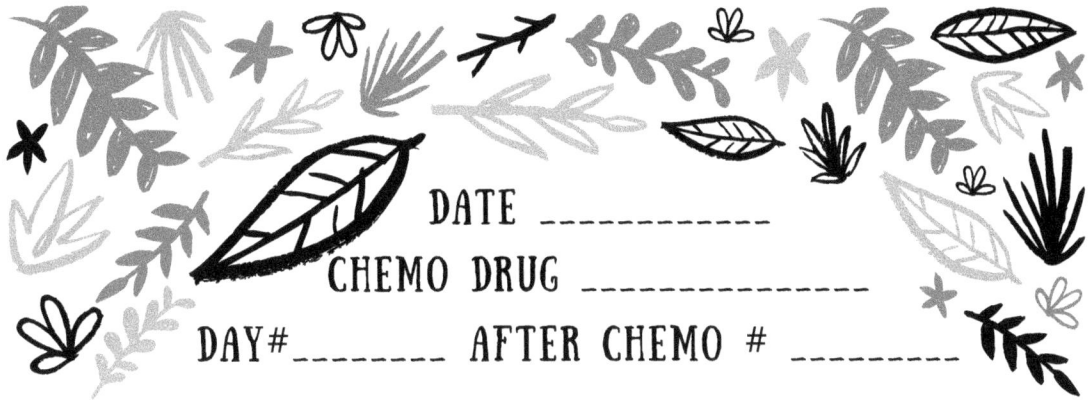

DATE _____

CHEMO DRUG _____

DAY# _____ AFTER CHEMO # _____

TODAY I FEEL

_____

_____

_____

_____

EXERCISE   **FOOD & DRINK**   **SLEEP**

☐ ☐ ☐   ☐ ☐ ☐   ☐ ☐ ☐

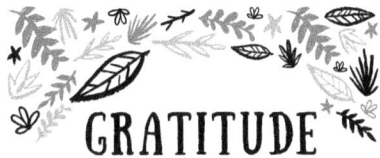

GRATITUDE

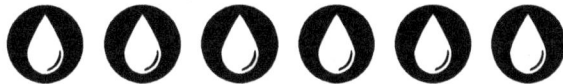

NOTES

_____

_____

_____

_____

_____

_____

_____

_____

_____

_____

_____

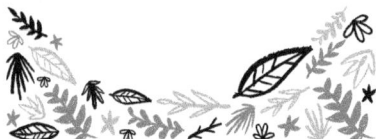

TODAY'S MEDICATION

TIME	MEDICATION	DOSAGE	REACTIONS

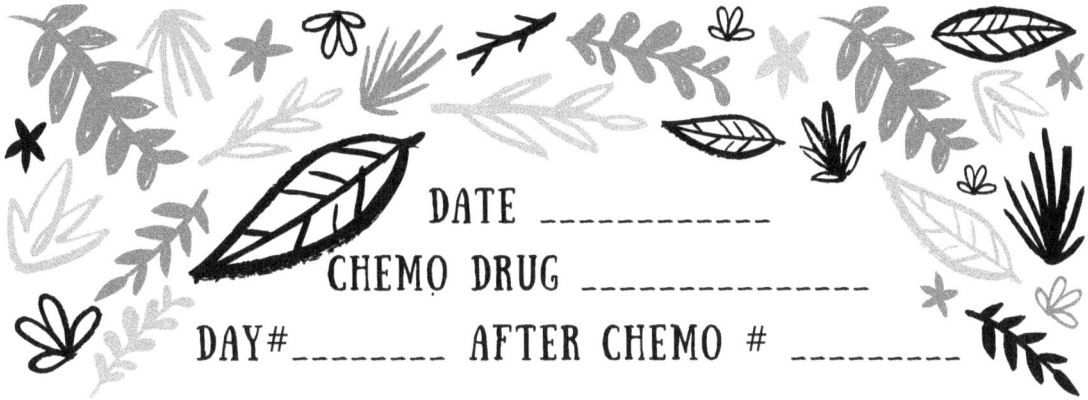

DATE _____

CHEMO DRUG _____

DAY# _____ AFTER CHEMO # _____

TODAY I FEEL

_____
_____
_____
_____

EXERCISE **FOOD & DRINK** **SLEEP**

☐ ☐ ☐

☐ ☐ ☐

☐ ☐ ☐

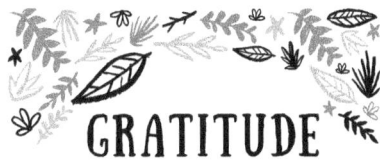

GRATITUDE

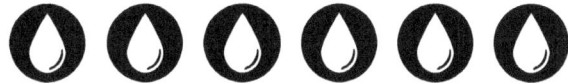

NOTES

_____
_____
_____
_____
_____
_____
_____
_____
_____
_____

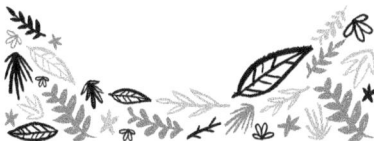

TODAY'S MEDICATION

TIME	MEDICATION	DOSAGE	REACTIONS

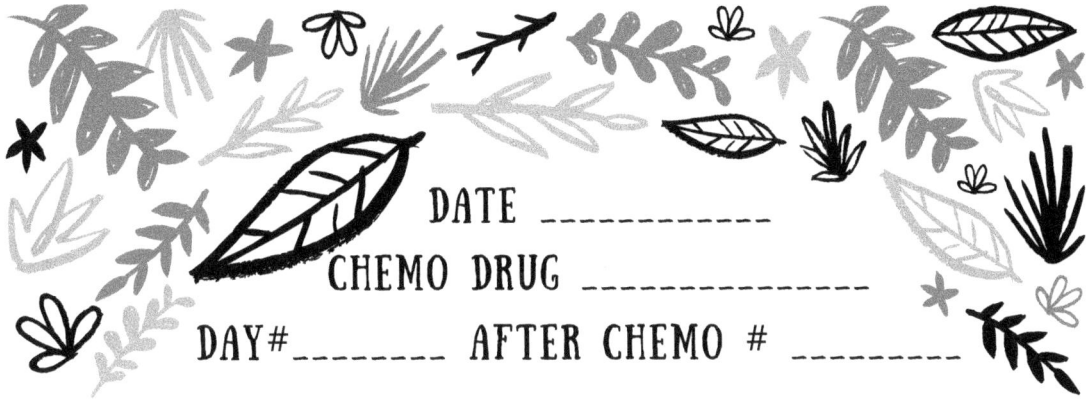

DATE _____

CHEMO DRUG _____

DAY# _____ AFTER CHEMO # _____

TODAY I FEEL

_____
_____
_____
_____

EXERCISE   **FOOD & DRINK**   **SLEEP**

☐   ☐   ☐

☐   ☐   ☐

☐   ☐   ☐

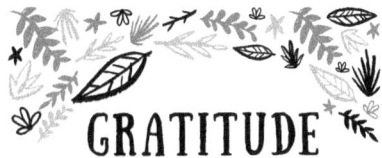

GRATITUDE

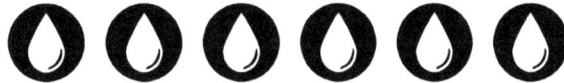

NOTES

_____
_____
_____
_____
_____
_____
_____
_____
_____
_____
_____

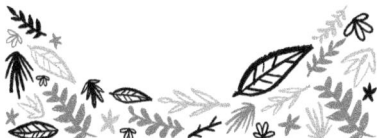

TODAY'S MEDICATION

TIME	MEDICATION	DOSAGE	REACTIONS

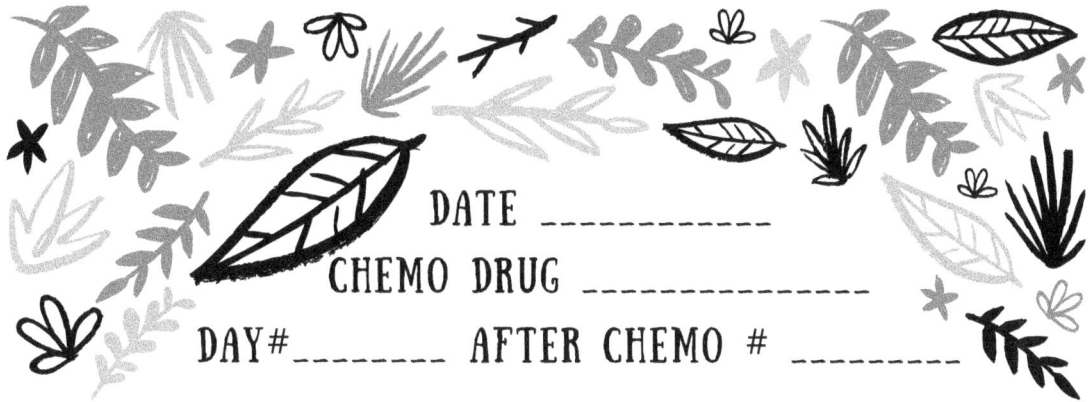

DATE _____

CHEMO DRUG _____

DAY#_____ AFTER CHEMO # _____

TODAY I FEEL

_____

_____

_____

_____

EXERCISE

☐
☐
☐

FOOD & DRINK

☐
☐
☐

SLEEP

☐
☐
☐

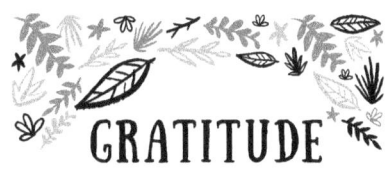

GRATITUDE

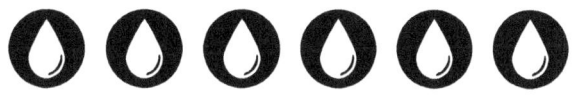

NOTES

_____

_____

_____

_____

_____

_____

_____

_____

_____

_____

_____

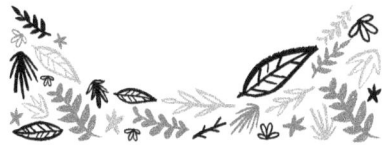

TODAY'S MEDICATION

TIME	MEDICATION	DOSAGE	REACTIONS

DATE _____

CHEMO DRUG _____

DAY# _____ AFTER CHEMO # _____

TODAY I FEEL

_____
_____
_____
_____

EXERCISE **FOOD & DRINK** **SLEEP**

☐ ☐ ☐

☐ ☐ ☐

☐ ☐ ☐

GRATITUDE

NOTES

_____
_____
_____
_____
_____
_____
_____
_____
_____
_____
_____

TODAY'S MEDICATION

TIME	MEDICATION	DOSAGE	REACTIONS

DATE _____

CHEMO DRUG _____

DAY# _____ AFTER CHEMO # _____

TODAY I FEEL

_____
_____
_____
_____

EXERCISE

☐
☐
☐

FOOD & DRINK

☐
☐
☐

SLEEP

☐
☐
☐

GRATITUDE

NOTES

_____
_____
_____
_____
_____
_____
_____
_____
_____
_____
_____
_____

TODAY'S MEDICATION

TIME	MEDICATION	DOSAGE	REACTIONS

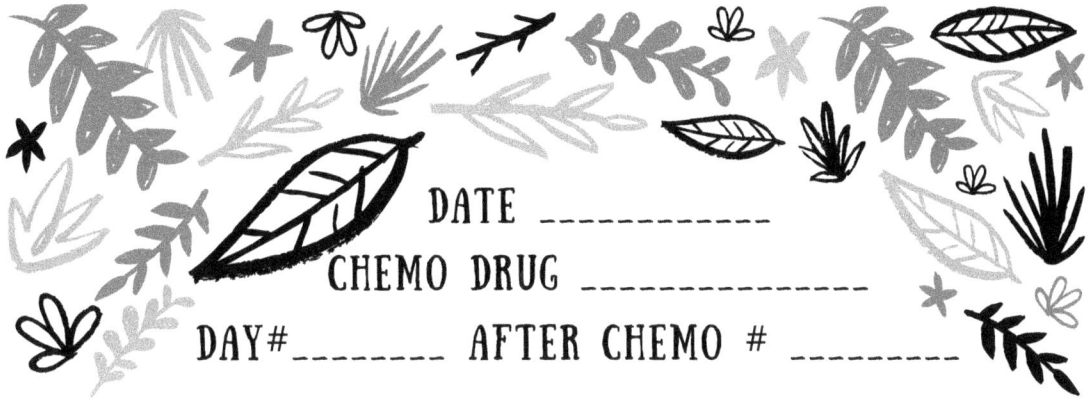

DATE _____

CHEMO DRUG _____

DAY# _____ AFTER CHEMO # _____

TODAY I FEEL

_____
_____
_____
_____

EXERCISE **FOOD & DRINK** **SLEEP**

☐ ☐ ☐

☐ ☐ ☐

☐ ☐ ☐

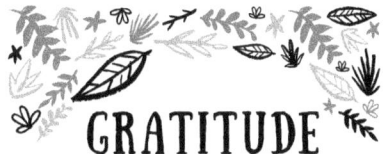

GRATITUDE

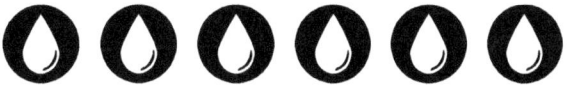

NOTES

_____
_____
_____
_____
_____
_____
_____
_____
_____
_____
_____

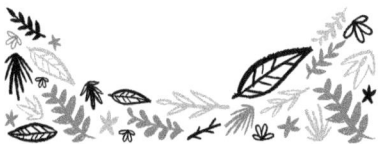

TODAY'S MEDICATION

TIME	MEDICATION	DOSAGE	REACTIONS

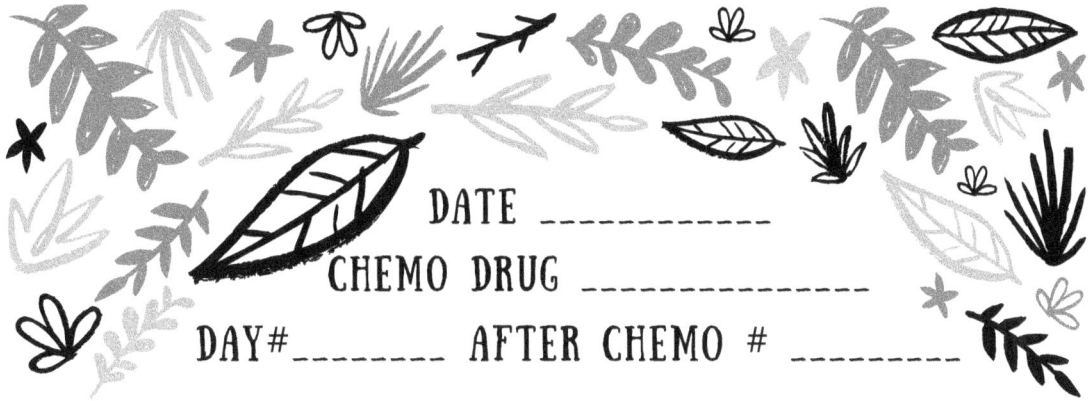

DATE _____

CHEMO DRUG _____

DAY# _____ AFTER CHEMO # _____

TODAY I FEEL

_____
_____
_____

EXERCISE   **FOOD & DRINK**   **SLEEP**

☐   ☐   ☐

☐   ☐   ☐

☐   ☐   ☐

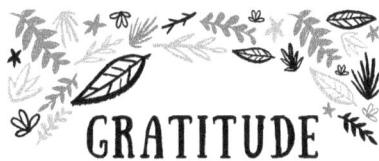
GRATITUDE

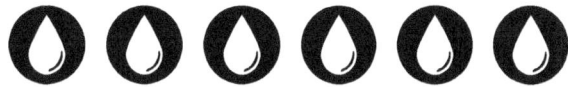

NOTES

_____
_____
_____
_____
_____
_____
_____
_____
_____
_____

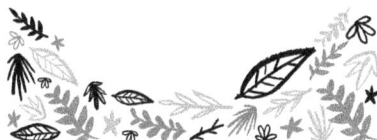

TODAY'S MEDICATION

TIME	MEDICATION	DOSAGE	REACTIONS

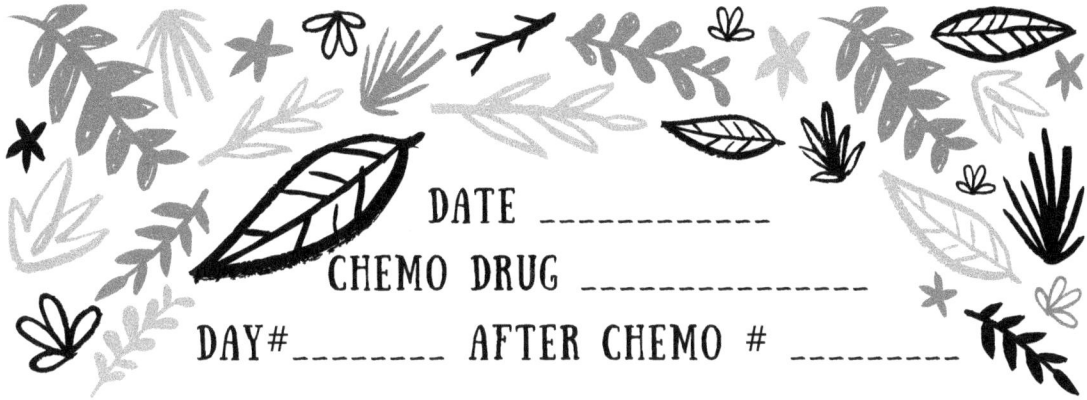

DATE _____

CHEMO DRUG _____

DAY# _____ AFTER CHEMO # _____

TODAY I FEEL

_____
_____
_____
_____

EXERCISE   **FOOD & DRINK**   **SLEEP**

☐ ☐ ☐   ☐ ☐ ☐   ☐ ☐ ☐

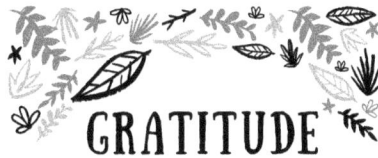

GRATITUDE

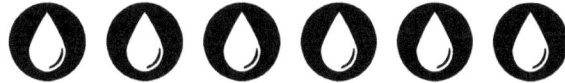

NOTES

_____
_____
_____
_____
_____
_____
_____
_____
_____
_____
_____

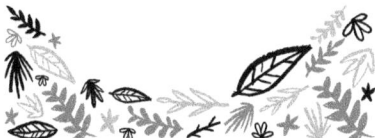

TODAY'S MEDICATION

TIME	MEDICATION	DOSAGE	REACTIONS

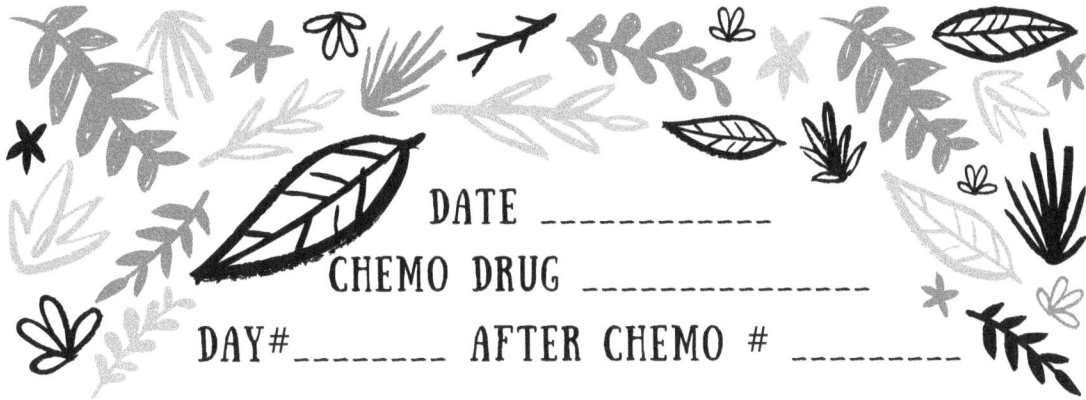

DATE _____

CHEMO DRUG _____

DAY# _____ AFTER CHEMO # _____

TODAY I FEEL

_____

_____

_____

_____

EXERCISE

☐

☐

☐

FOOD & DRINK

☐

☐

☐

SLEEP

☐

☐

☐

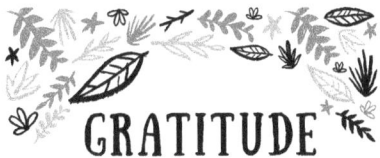

GRATITUDE

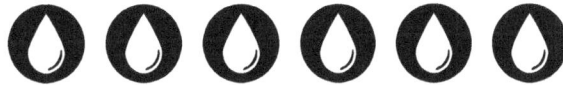

NOTES

_____

_____

_____

_____

_____

_____

_____

_____

_____

_____

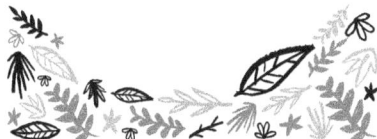

TODAY'S MEDICATION

TIME	MEDICATION	DOSAGE	REACTIONS

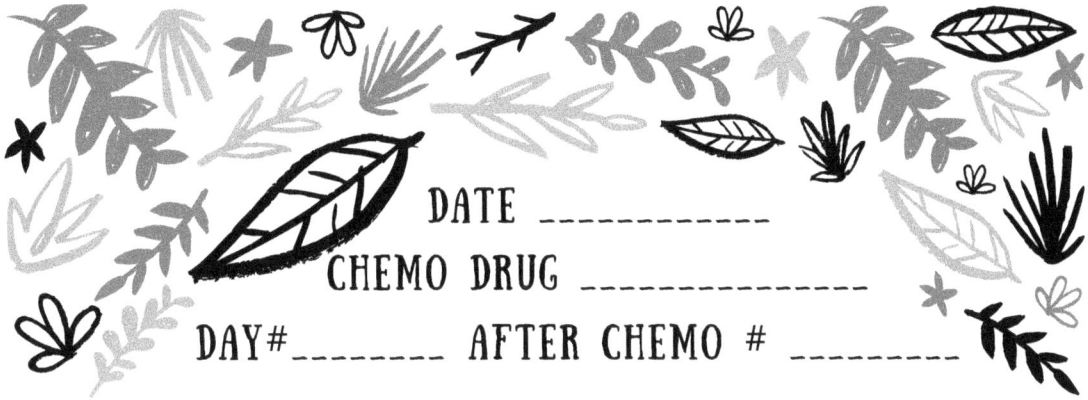

DATE _____

CHEMO DRUG _____

DAY# _____ AFTER CHEMO # _____

TODAY I FEEL

_____
_____
_____
_____

EXERCISE **FOOD & DRINK** **SLEEP**

☐   ☐   ☐

☐   ☐   ☐

☐   ☐   ☐

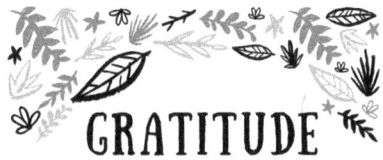

GRATITUDE

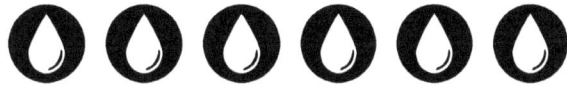

NOTES

_____
_____
_____
_____
_____
_____
_____
_____
_____
_____

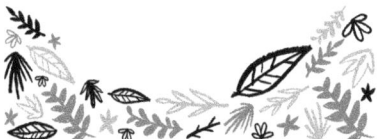

TODAY'S MEDICATION

TIME	MEDICATION	DOSAGE	REACTIONS

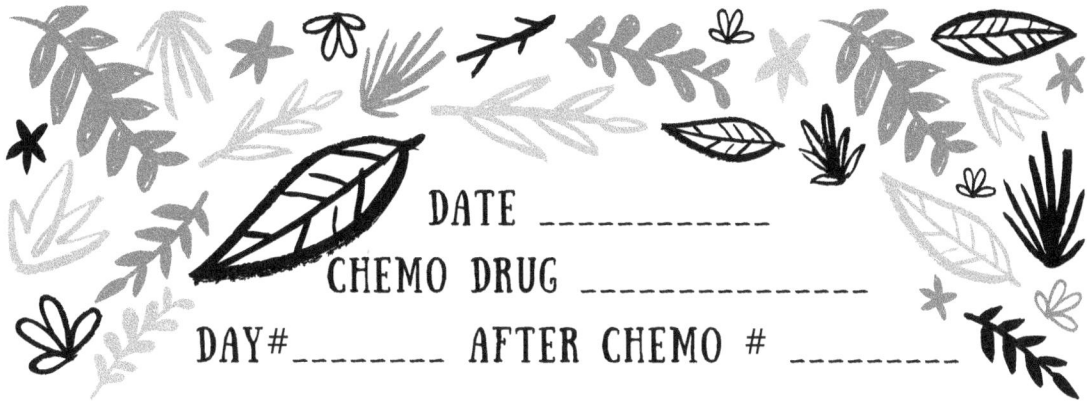

DATE _____

CHEMO DRUG _____

DAY# _____ AFTER CHEMO # _____

TODAY I FEEL

_____

_____

_____

_____

EXERCISE **FOOD & DRINK** **SLEEP**

☐ ☐ ☐

☐ ☐ ☐

☐ ☐ ☐

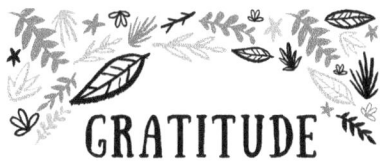

GRATITUDE

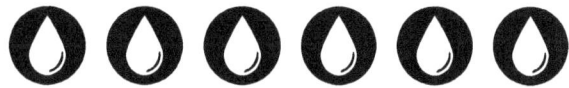

NOTES

_____

_____

_____

_____

_____

_____

_____

_____

_____

_____

_____

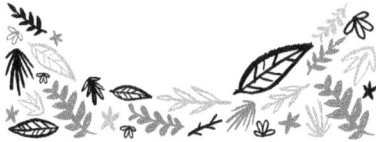

TODAY'S MEDICATION

TIME	MEDICATION	DOSAGE	REACTIONS

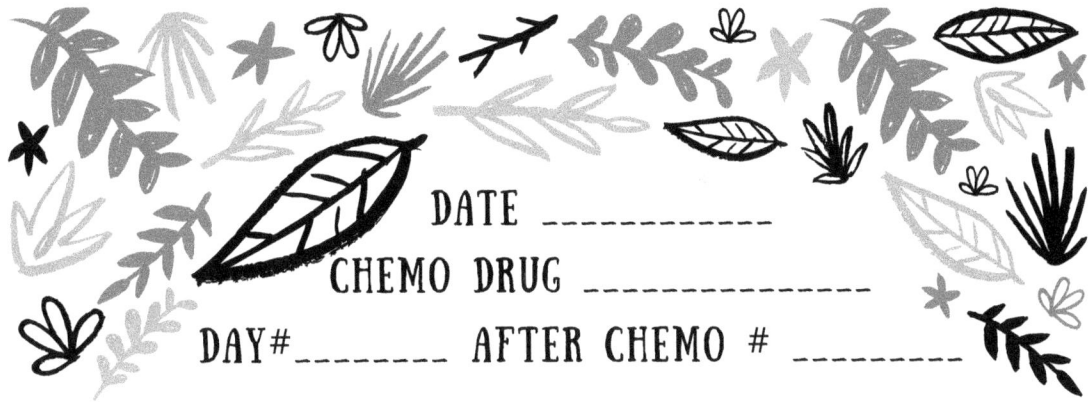

DATE _____

CHEMO DRUG _____

DAY# _____ AFTER CHEMO # _____

TODAY I FEEL

_____
_____
_____
_____

EXERCISE   **FOOD & DRINK**   **SLEEP**

☐   ☐   ☐

☐   ☐   ☐

☐   ☐   ☐

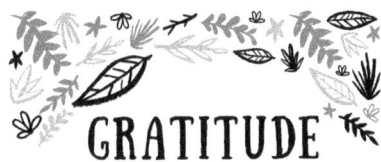

GRATITUDE

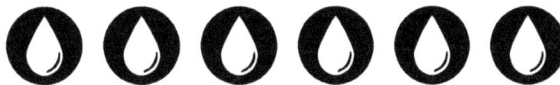

NOTES

_____
_____
_____
_____
_____
_____
_____
_____
_____
_____

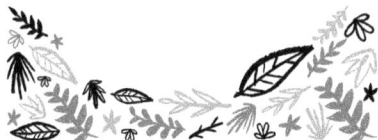

TODAY'S MEDICATION

TIME	MEDICATION	DOSAGE	REACTIONS

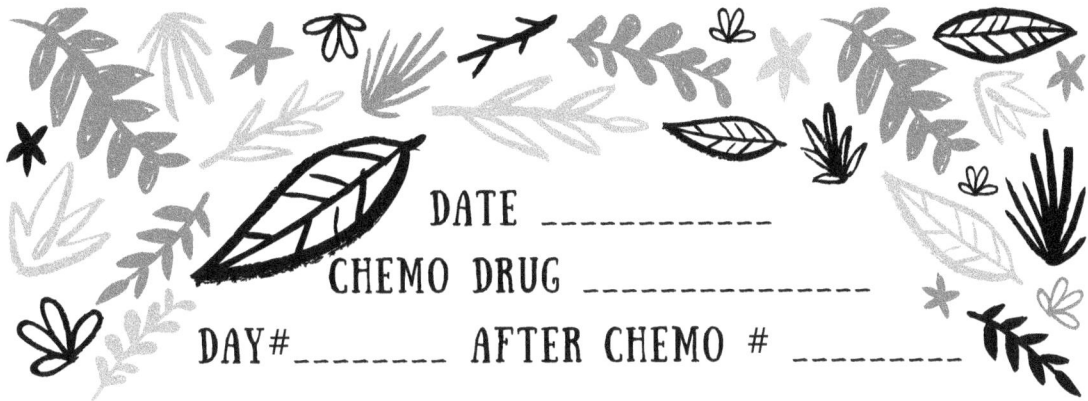

DATE _____

CHEMO DRUG _____

DAY# _____ AFTER CHEMO # _____

TODAY I FEEL

_____

_____

_____

_____

EXERCISE

☐

☐

☐

FOOD & DRINK

☐

☐

☐

SLEEP

☐

☐

☐

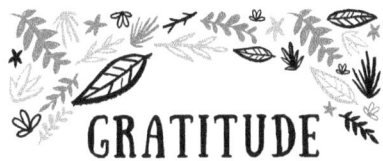

GRATITUDE

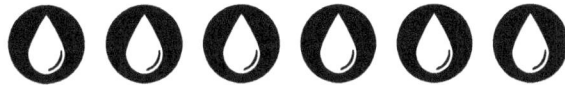

NOTES

_____

_____

_____

_____

_____

_____

_____

_____

_____

_____

_____

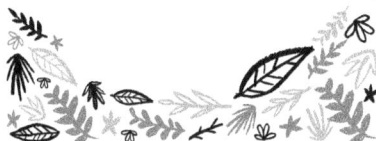

TODAY'S MEDICATION

TIME	MEDICATION	DOSAGE	REACTIONS

DATE _____

CHEMO DRUG _____

DAY# _____ AFTER CHEMO # _____

TODAY I FEEL

_____
_____
_____
_____

EXERCISE

☐
☐
☐

FOOD & DRINK

☐
☐
☐

SLEEP

☐
☐
☐

GRATITUDE

NOTES

_____
_____
_____
_____
_____
_____
_____
_____
_____
_____
_____

TODAY'S MEDICATION

TIME	MEDICATION	DOSAGE	REACTIONS

DATE _____

CHEMO DRUG _____

DAY# _____ AFTER CHEMO # _____

TODAY I FEEL

_____
_____
_____
_____

EXERCISE **FOOD & DRINK** **SLEEP**

☐ ☐ ☐

☐ ☐ ☐

☐ ☐ ☐

GRATITUDE

NOTES

_____
_____
_____
_____
_____
_____
_____
_____
_____
_____
_____

TODAY'S MEDICATION

TIME	MEDICATION	DOSAGE	REACTIONS

DATE _____

CHEMO DRUG _____

DAY# _____ AFTER CHEMO # _____

TODAY I FEEL

_____
_____
_____
_____

EXERCISE   **FOOD & DRINK**   **SLEEP**

☐   ☐   ☐

☐   ☐   ☐

☐   ☐   ☐

GRATITUDE

NOTES

_____
_____
_____
_____
_____
_____
_____
_____
_____
_____
_____
_____

TODAY'S MEDICATION

TIME	MEDICATION	DOSAGE	REACTIONS

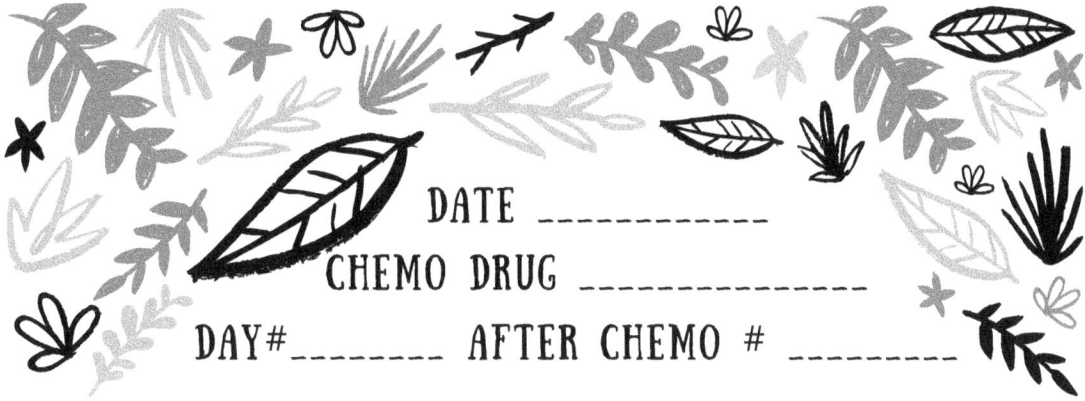

DATE _____

CHEMO DRUG _____

DAY# _____ AFTER CHEMO # _____

TODAY I FEEL

_____
_____
_____
_____

EXERCISE **FOOD & DRINK** **SLEEP**

☐ ☐ ☐

☐ ☐ ☐

☐ ☐ ☐

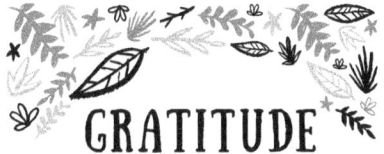

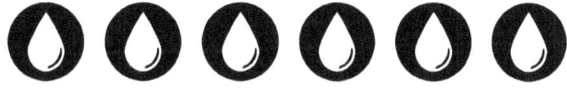

GRATITUDE

NOTES

_____
_____
_____
_____
_____
_____
_____
_____
_____
_____
_____

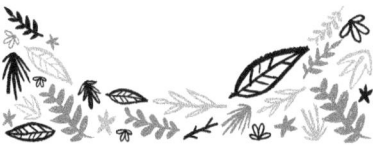

TODAY'S MEDICATION

TIME	MEDICATION	DOSAGE	REACTIONS

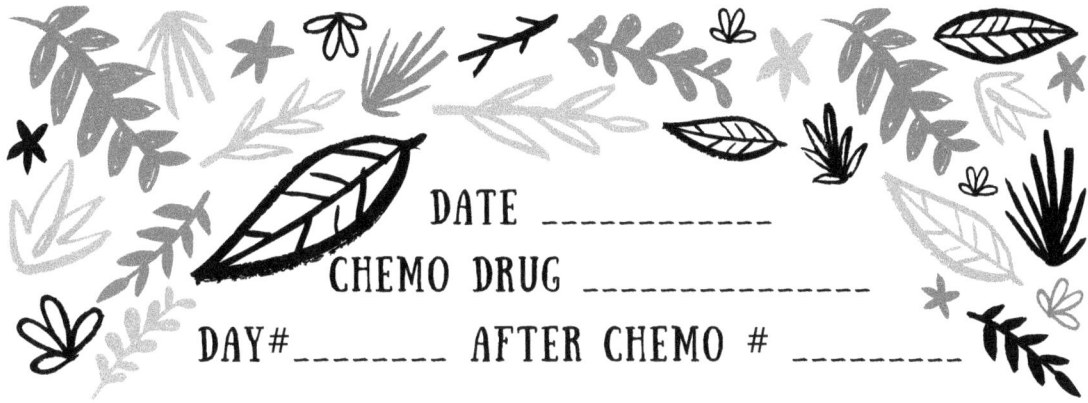

DATE _____
CHEMO DRUG _____
DAY#_____ AFTER CHEMO # _____

TODAY I FEEL

_____
_____
_____
_____

EXERCISE **FOOD & DRINK** **SLEEP**

☐ ☐ ☐

☐ ☐ ☐

☐ ☐ ☐

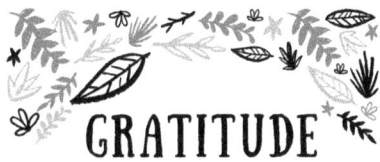

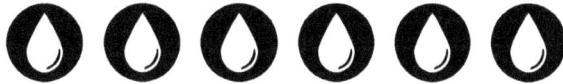

GRATITUDE **NOTES**

_____
_____
_____
_____
_____
_____
_____
_____
_____
_____
_____

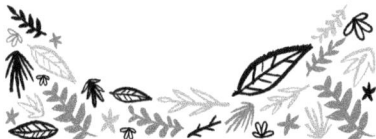

TODAY'S MEDICATION

TIME	MEDICATION	DOSAGE	REACTIONS

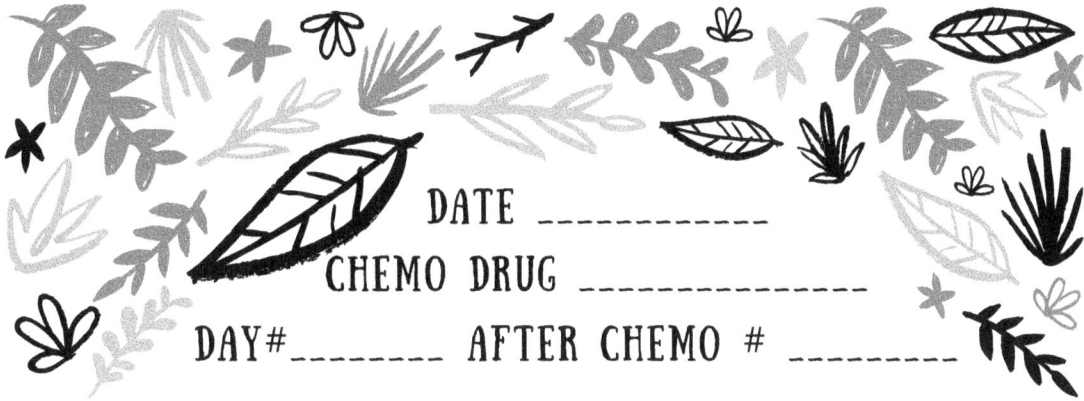

DATE _____
CHEMO DRUG _____
DAY# _____ AFTER CHEMO # _____

TODAY I FEEL

_____
_____
_____
_____

EXERCISE **FOOD & DRINK** **SLEEP**

☐ ☐ ☐
☐ ☐ ☐
☐ ☐ ☐

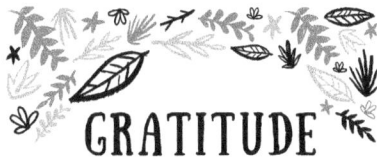

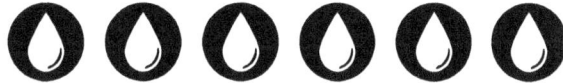

GRATITUDE

NOTES

_____
_____
_____
_____
_____
_____
_____
_____
_____
_____
_____
_____

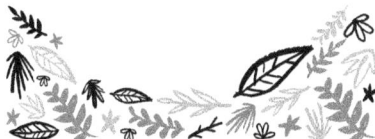

TODAY'S MEDICATION

TIME	MEDICATION	DOSAGE	REACTIONS

DATE _____

CHEMO DRUG _____

DAY# _____ AFTER CHEMO # _____

TODAY I FEEL

_____
_____
_____
_____

EXERCISE   **FOOD & DRINK**   **SLEEP**

☐   ☐   ☐

☐   ☐   ☐

☐   ☐   ☐

GRATITUDE

NOTES

_____
_____
_____
_____
_____
_____
_____
_____
_____
_____
_____

TODAY'S MEDICATION

TIME	MEDICATION	DOSAGE	REACTIONS

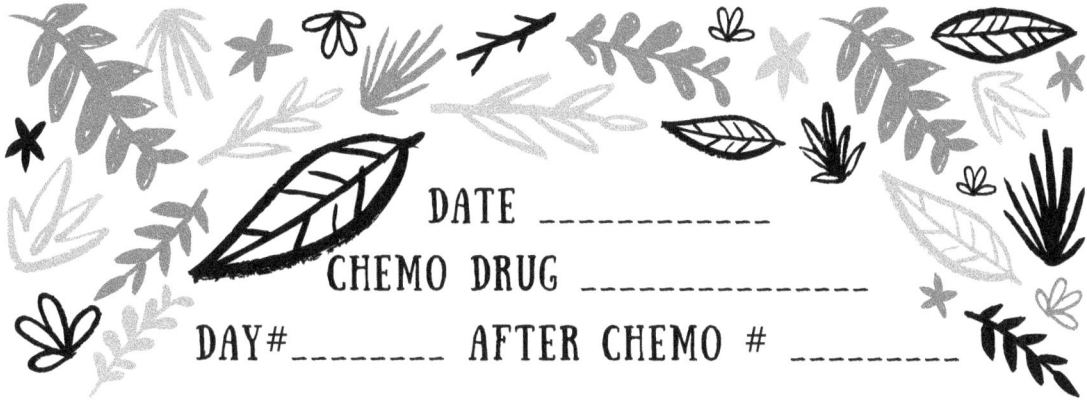

DATE _____

CHEMO DRUG _____

DAY# _____ AFTER CHEMO # _____

TODAY I FEEL

_____
_____
_____
_____

EXERCISE **FOOD & DRINK** **SLEEP**

☐ ☐ ☐

☐ ☐ ☐

☐ ☐ ☐

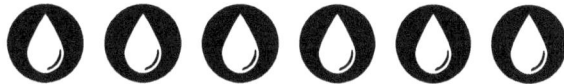

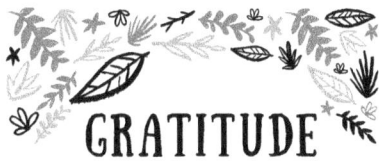

GRATITUDE

NOTES

_____
_____
_____
_____
_____
_____
_____
_____
_____
_____
_____

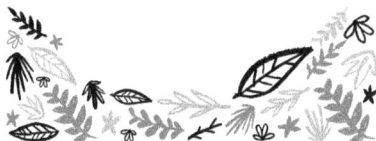

TODAY'S MEDICATION

TIME	MEDICATION	DOSAGE	REACTIONS

DATE _____

CHEMO DRUG _____

DAY# _____ AFTER CHEMO # _____

TODAY I FEEL

_____
_____
_____
_____

EXERCISE
☐
☐
☐

FOOD & DRINK
☐
☐
☐

SLEEP
☐
☐
☐

GRATITUDE

NOTES

_____
_____
_____
_____
_____
_____
_____
_____
_____
_____
_____

TODAY'S MEDICATION

TIME	MEDICATION	DOSAGE	REACTIONS

DATE _____

CHEMO DRUG _____

DAY # _____ AFTER CHEMO # _____

TODAY I FEEL

_____
_____
_____
_____

EXERCISE

☐
☐
☐

FOOD & DRINK

☐
☐
☐

SLEEP

☐
☐
☐

GRATITUDE

NOTES

_____
_____
_____
_____
_____
_____
_____
_____
_____
_____
_____

TODAY'S MEDICATION

TIME	MEDICATION	DOSAGE	REACTIONS

DATE _____

CHEMO DRUG _____

DAY# _____ AFTER CHEMO # _____

TODAY I FEEL

_____

_____

_____

_____

EXERCISE **FOOD & DRINK** **SLEEP**

☐ ☐ ☐

☐ ☐ ☐

☐ ☐ ☐

GRATITUDE

NOTES

_____

_____

_____

_____

_____

_____

_____

_____

_____

_____

TODAY'S MEDICATION

TIME	MEDICATION	DOSAGE	REACTIONS

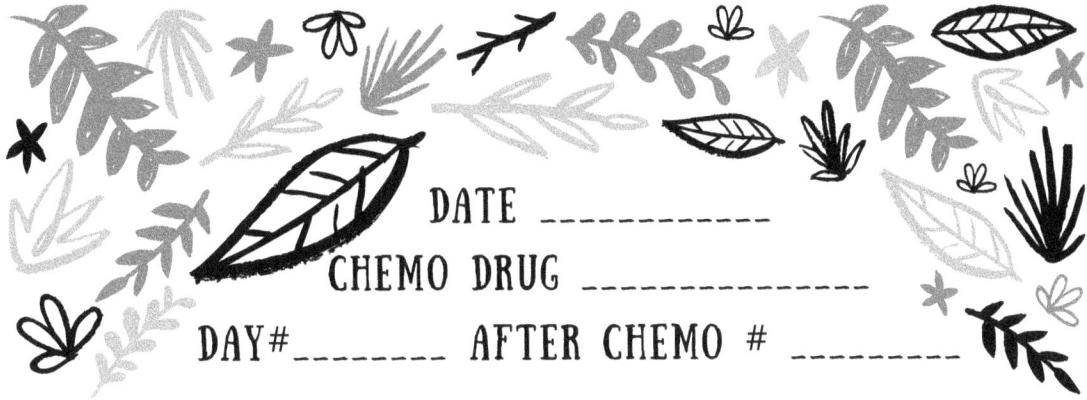

DATE _____

CHEMO DRUG _____

DAY# _____ AFTER CHEMO # _____

TODAY I FEEL

_____

_____

_____

_____

EXERCISE
☐
☐
☐

FOOD & DRINK
☐
☐
☐

SLEEP
☐
☐
☐

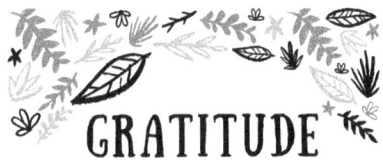

GRATITUDE

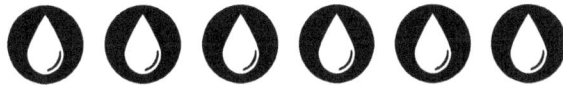

NOTES

_____

_____

_____

_____

_____

_____

_____

_____

_____

_____

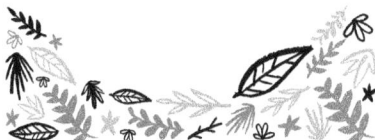

TODAY'S MEDICATION

TIME	MEDICATION	DOSAGE	REACTIONS

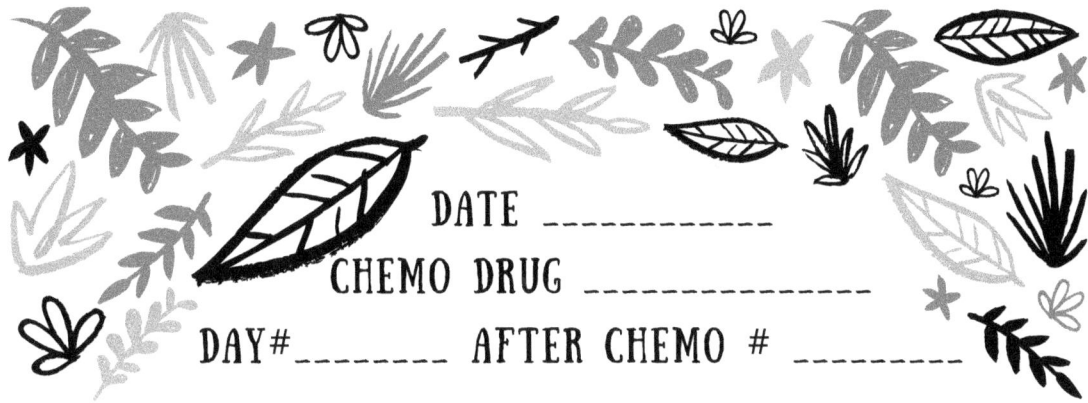

DATE _____

CHEMO DRUG _____

DAY# _____   AFTER CHEMO # _____

TODAY I FEEL

_____
_____
_____
_____

EXERCISE   **FOOD & DRINK**   **SLEEP**

☐   ☐   ☐

☐   ☐   ☐

☐   ☐   ☐

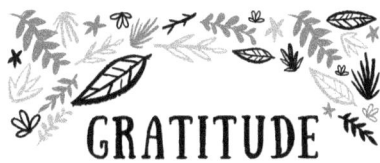

GRATITUDE

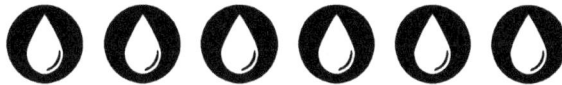

NOTES

_____
_____
_____
_____
_____
_____
_____
_____
_____
_____
_____

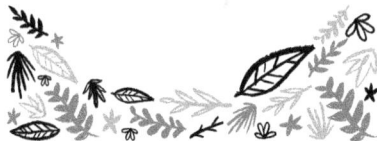

TODAY'S MEDICATION

TIME	MEDICATION	DOSAGE	REACTIONS

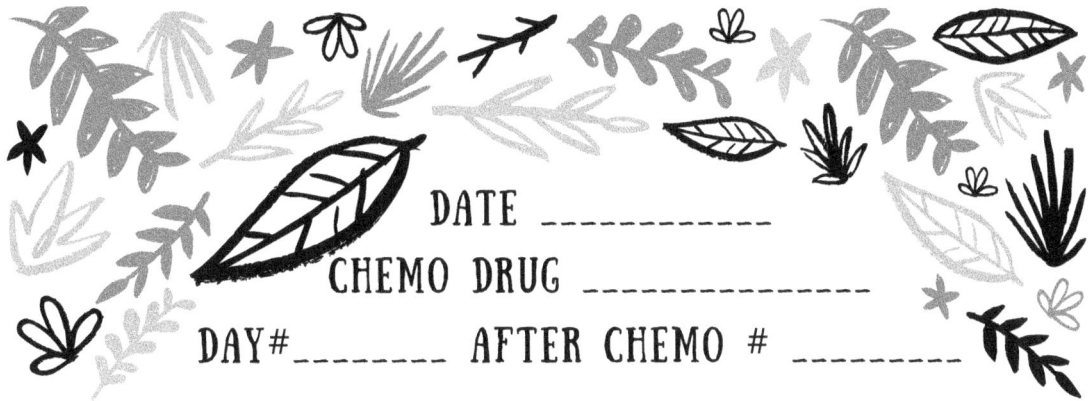

DATE _____

CHEMO DRUG _____

DAY# _____ AFTER CHEMO # _____

TODAY I FEEL

_____
_____
_____
_____

EXERCISE   **FOOD & DRINK**   **SLEEP**

☐   ☐   ☐

☐   ☐   ☐

☐   ☐   ☐

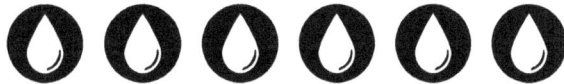

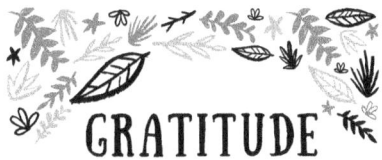

GRATITUDE   **NOTES**

_____
_____
_____
_____
_____
_____
_____
_____
_____
_____

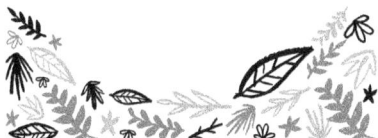

TODAY'S MEDICATION

TIME	MEDICATION	DOSAGE	REACTIONS

DATE _____

CHEMO DRUG _____

DAY# _____ AFTER CHEMO # _____

TODAY I FEEL

_____

_____

_____

_____

EXERCISE **FOOD & DRINK** **SLEEP**

☐ ☐ ☐

☐ ☐ ☐

☐ ☐ ☐

⬤ ⬤ ⬤ ⬤ ⬤ ⬤

GRATITUDE

NOTES

_____

_____

_____

_____

_____

_____

_____

_____

_____

_____

_____

_____

TODAY'S MEDICATION

TIME	MEDICATION	DOSAGE	REACTIONS

DATE _____

CHEMO DRUG _____

DAY # _____ AFTER CHEMO # _____

TODAY I FEEL

_____
_____
_____
_____

EXERCISE
☐
☐
☐

FOOD & DRINK
☐
☐
☐

SLEEP
☐
☐
☐

GRATITUDE

NOTES

_____
_____
_____
_____
_____
_____
_____
_____
_____
_____
_____

TODAY'S MEDICATION

TIME	MEDICATION	DOSAGE	REACTIONS

DATE _____

CHEMO DRUG _____

DAY# _____ AFTER CHEMO # _____

TODAY I FEEL

_____
_____
_____
_____

EXERCISE   **FOOD & DRINK**   **SLEEP**

☐   ☐   ☐

☐   ☐   ☐

☐   ☐   ☐

GRATITUDE

NOTES

_____
_____
_____
_____
_____
_____
_____
_____
_____
_____

TODAY'S MEDICATION

TIME	MEDICATION	DOSAGE	REACTIONS

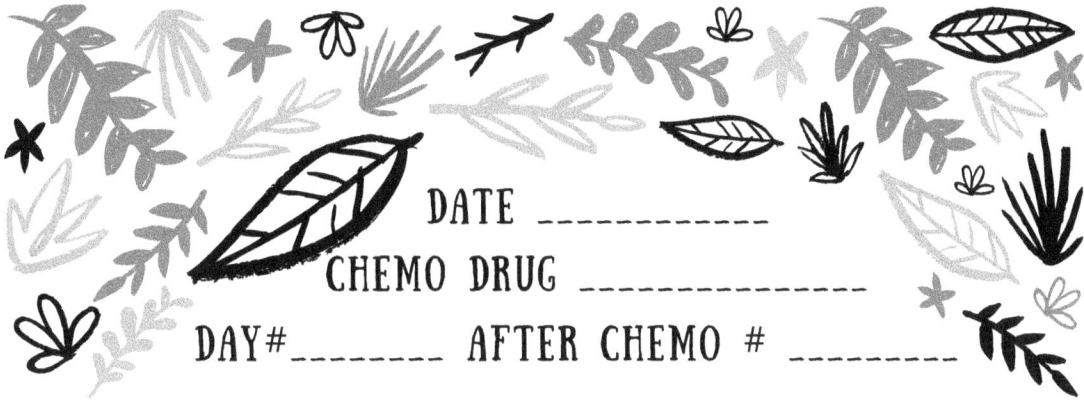

DATE _____

CHEMO DRUG _____

DAY# _____ AFTER CHEMO # _____

TODAY I FEEL

_____
_____
_____
_____

EXERCISE   **FOOD & DRINK**   **SLEEP**

☐   ☐   ☐

☐   ☐   ☐

☐   ☐   ☐

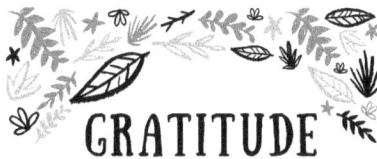

GRATITUDE

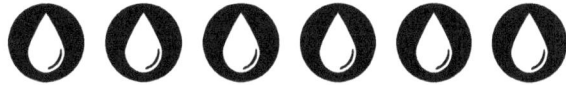

NOTES

_____
_____
_____
_____
_____
_____
_____
_____
_____
_____

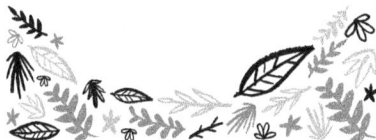

TODAY'S MEDICATION

TIME	MEDICATION	DOSAGE	REACTIONS

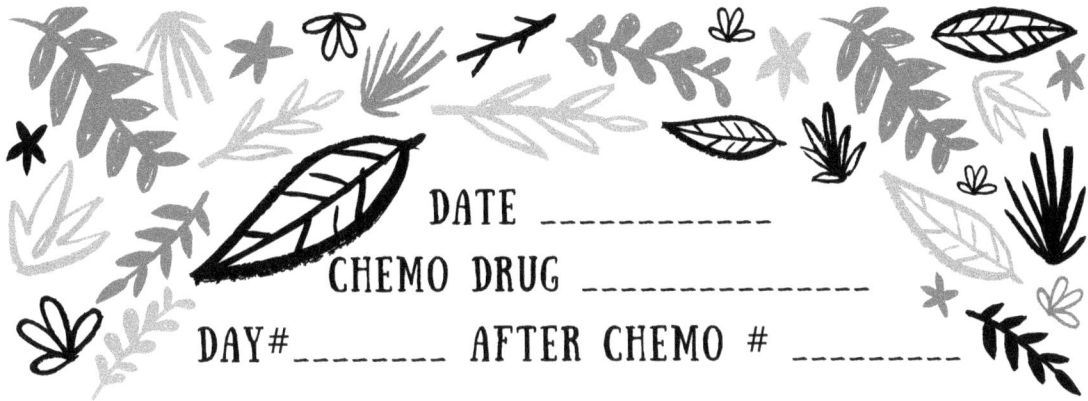

DATE _____

CHEMO DRUG _____

DAY# _____   AFTER CHEMO # _____

TODAY I FEEL

_____

_____

_____

_____

EXERCISE   **FOOD & DRINK**   **SLEEP**

☐   ☐   ☐

☐   ☐   ☐

☐   ☐   ☐

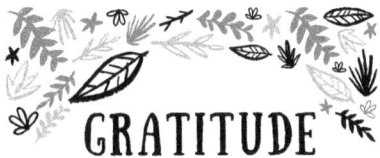

GRATITUDE

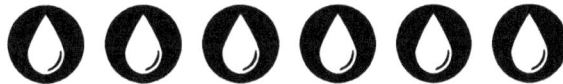

NOTES

_____

_____

_____

_____

_____

_____

_____

_____

_____

_____

_____

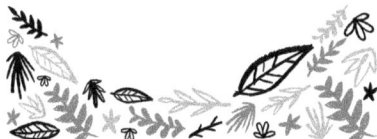

TODAY'S MEDICATION

TIME	MEDICATION	DOSAGE	REACTIONS

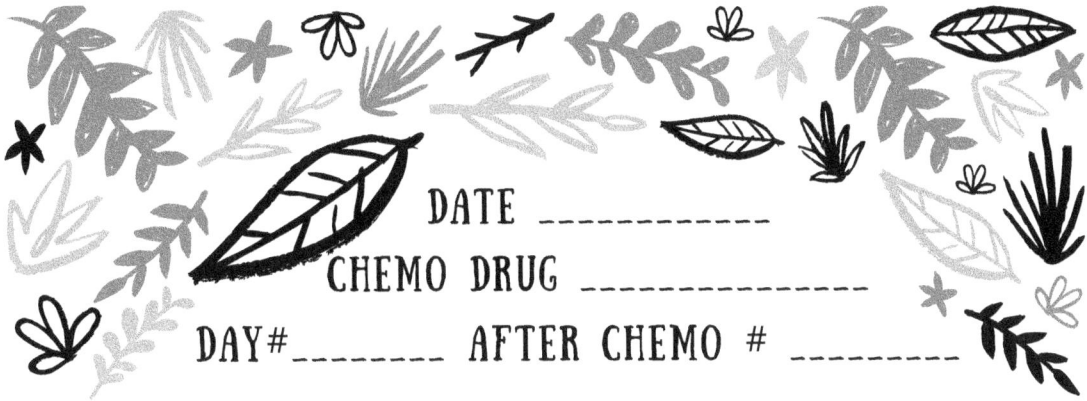

DATE _____

CHEMO DRUG _____

DAY# _____ AFTER CHEMO # _____

TODAY I FEEL

_____

_____

_____

_____

EXERCISE   **FOOD & DRINK**   **SLEEP**

☐   ☐   ☐

☐   ☐   ☐

☐   ☐   ☐

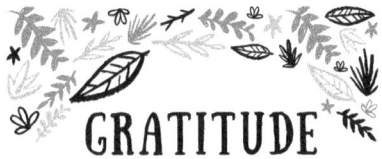

GRATITUDE

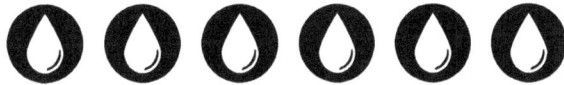

NOTES

_____

_____

_____

_____

_____

_____

_____

_____

_____

_____

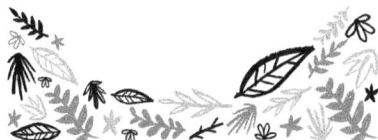

TODAY'S MEDICATION

TIME	MEDICATION	DOSAGE	REACTIONS

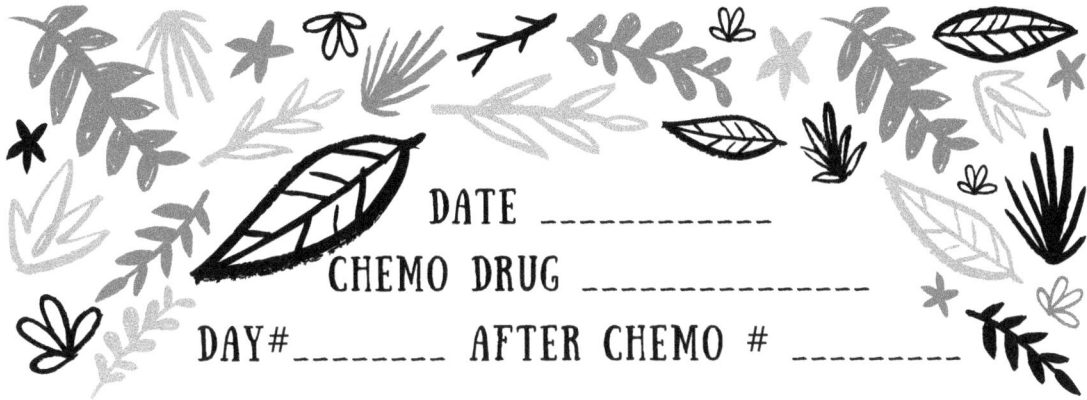

DATE _____

CHEMO DRUG _____

DAY# _____ AFTER CHEMO # _____

TODAY I FEEL

_____
_____
_____
_____

EXERCISE   **FOOD & DRINK**   **SLEEP**

☐   ☐   ☐

☐   ☐   ☐

☐   ☐   ☐

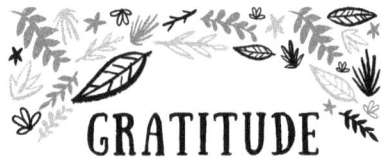

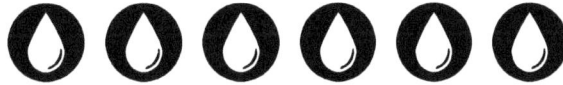

GRATITUDE   **NOTES**

_____
_____
_____
_____
_____
_____
_____
_____
_____
_____
_____
_____

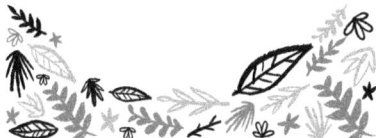

TODAY'S MEDICATION

TIME	MEDICATION	DOSAGE	REACTIONS

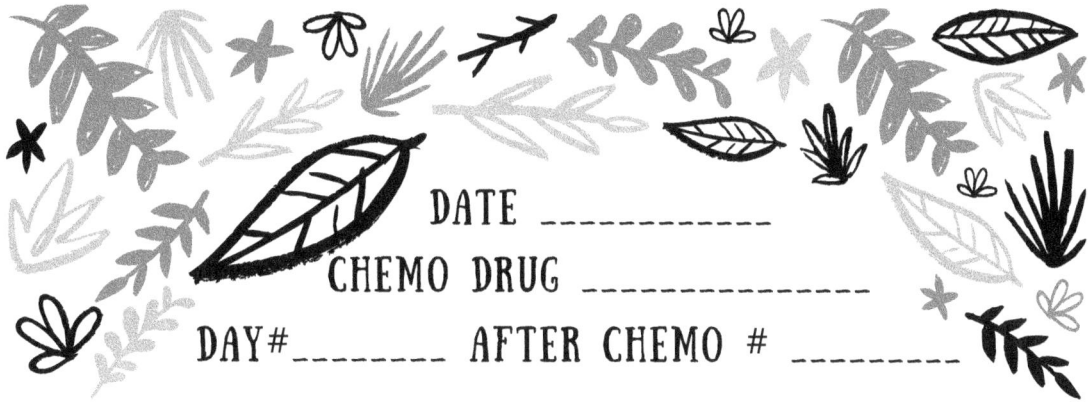

DATE _____

CHEMO DRUG _____

DAY# _____ AFTER CHEMO # _____

TODAY I FEEL

_____

_____

_____

_____

EXERCISE **FOOD & DRINK** **SLEEP**

☐ ☐ ☐

☐ ☐ ☐

☐ ☐ ☐

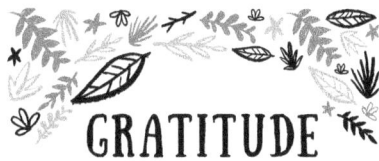

GRATITUDE

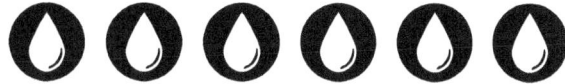

NOTES

_____

_____

_____

_____

_____

_____

_____

_____

_____

_____

_____

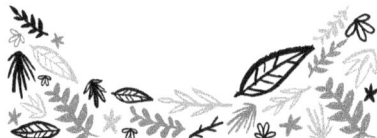

TODAY'S MEDICATION

TIME	MEDICATION	DOSAGE	REACTIONS

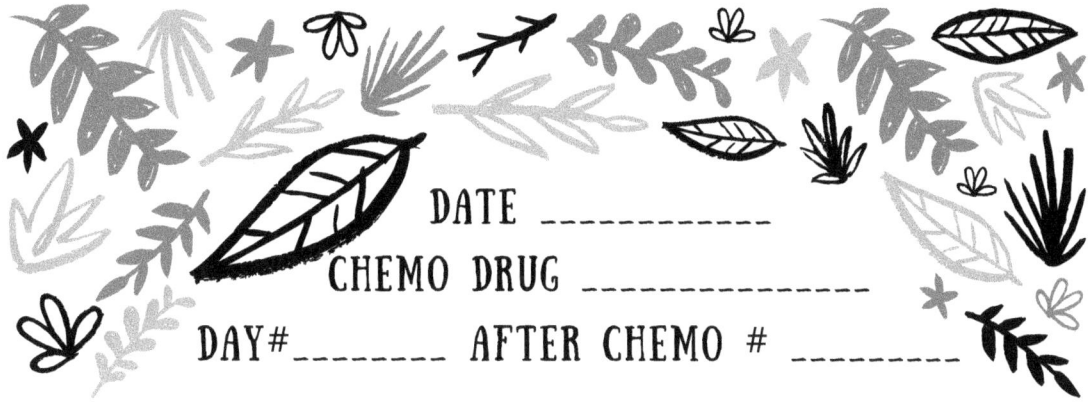

DATE _____

CHEMO DRUG _____

DAY# _____ AFTER CHEMO # _____

TODAY I FEEL

_____

_____

_____

_____

EXERCISE   **FOOD & DRINK**   **SLEEP**

☐   ☐   ☐

☐   ☐   ☐

☐   ☐   ☐

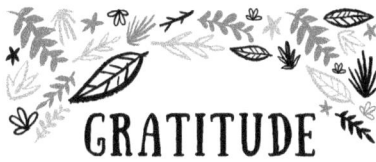

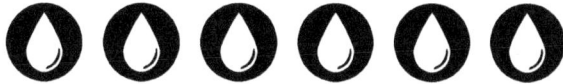

GRATITUDE   ## NOTES

_____

_____

_____

_____

_____

_____

_____

_____

_____

_____

_____

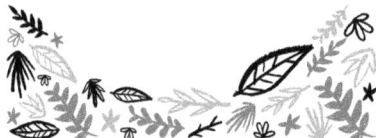

TODAY'S MEDICATION

TIME	MEDICATION	DOSAGE	REACTIONS

DATE _____

CHEMO DRUG _____

DAY# _____ AFTER CHEMO # _____

TODAY I FEEL

_____
_____
_____
_____

EXERCISE   **FOOD & DRINK**   **SLEEP**

☐   ☐   ☐

☐   ☐   ☐

☐   ☐   ☐

GRATITUDE

💧 💧 💧 💧 💧 💧

NOTES

_____
_____
_____
_____
_____
_____
_____
_____
_____
_____
_____

TODAY'S MEDICATION

TIME	MEDICATION	DOSAGE	REACTIONS

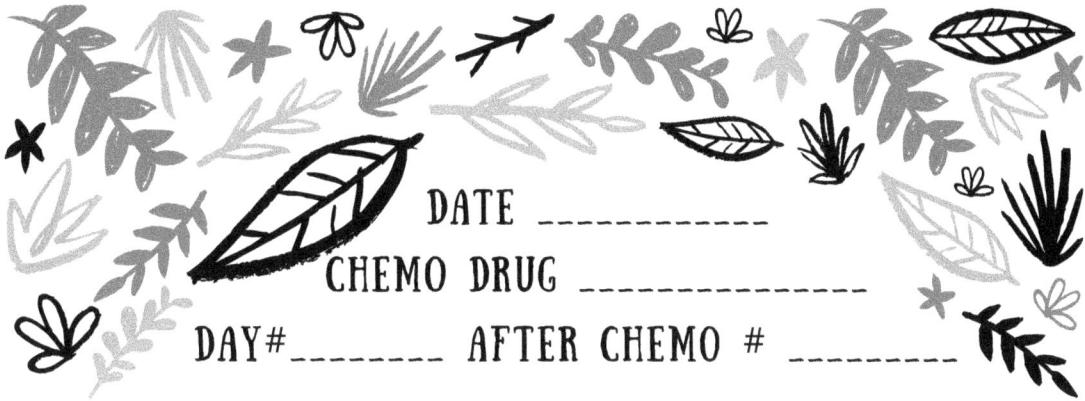

DATE _____

CHEMO DRUG _____

DAY# _____ AFTER CHEMO # _____

TODAY I FEEL

_____

_____

_____

_____

EXERCISE **FOOD & DRINK** **SLEEP**

☐ ☐ ☐

☐ ☐ ☐

☐ ☐ ☐

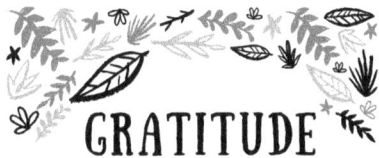

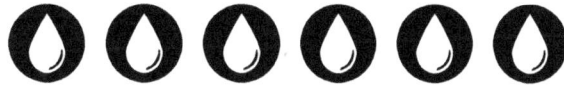

GRATITUDE

NOTES

_____

_____

_____

_____

_____

_____

_____

_____

_____

_____

_____

_____

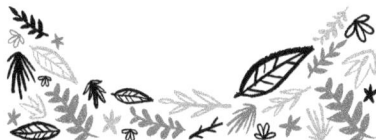

TODAY'S MEDICATION

TIME	MEDICATION	DOSAGE	REACTIONS

DATE _____

CHEMO DRUG _____

DAY# _____ AFTER CHEMO # _____

TODAY I FEEL

_____
_____
_____
_____

EXERCISE   **FOOD & DRINK**   **SLEEP**

☐   ☐   ☐

☐   ☐   ☐

☐   ☐   ☐

GRATITUDE

NOTES

_____
_____
_____
_____
_____
_____
_____
_____
_____
_____
_____

TODAY'S MEDICATION

TIME	MEDICATION	DOSAGE	REACTIONS

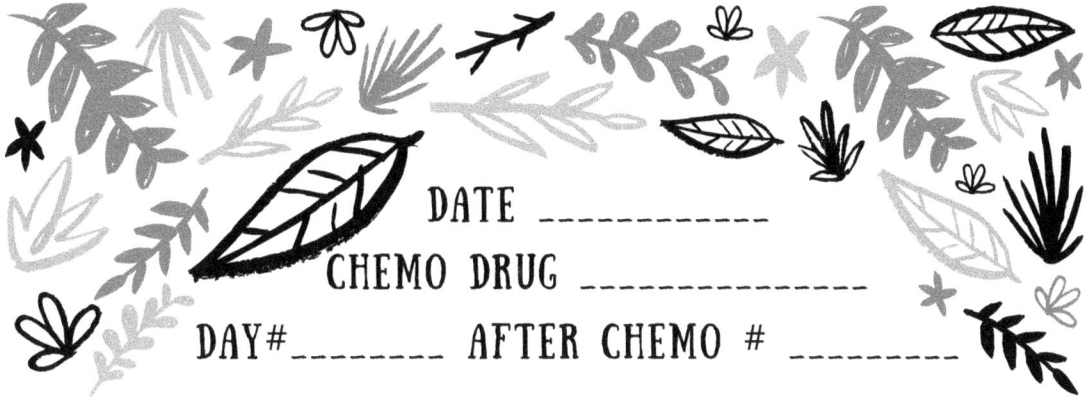

DATE _____

CHEMO DRUG _____

DAY# _____ AFTER CHEMO # _____

TODAY I FEEL

_____
_____
_____
_____

EXERCISE   **FOOD & DRINK**   **SLEEP**

☐   ☐   ☐

☐   ☐   ☐

☐   ☐   ☐

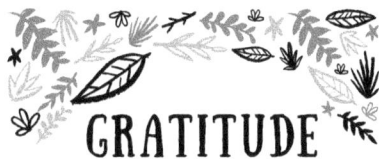

○ ○ ○ ○ ○ ○

GRATITUDE   ## NOTES

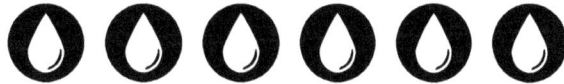

_____
_____
_____
_____
_____
_____
_____
_____
_____
_____
_____

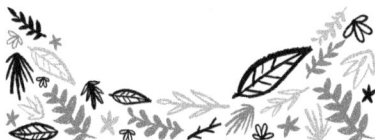

TODAY'S MEDICATION

TIME	MEDICATION	DOSAGE	REACTIONS